Alimentación saludable La guía de ciencia de los alimentos sobre qué comer en español/ Healthy nutrition The food science guide on what to eat in Spanish

dificultad o daño que les pueda ocurrir después de haber realizado la información aquí descrita.

Además, la información de las páginas siguientes está destinada únicamente a fines informativos y, por lo tanto, debe considerarse como universal. Como corresponde a su naturaleza, se presenta sin garantía de su validez prolongada o de su calidad provisional. Las marcas registradas que se mencionan se hacen sin consentimiento por escrito y de ninguna manera pueden ser consideradas como un endoso del titular de la marca registrada.

Tabla de contenido

INTRODUCCIÓN

Los humanos evolucionaron física y socialmente en la búsqueda de alimentos. Según Rozin (1999), obtener alimentos es un objetivo más fundamental para la vida diaria que el sexo, y evolucionamos y nos adaptamos para consumir y compartir alimentos públicamente por razones sociales y de supervivencia. Durante esta adaptación, según Kass (1994), evolucionamos no solo para nutrir nuestros cuerpos, sino también para alimentar nuestras almas. La comida es una forma de socializar con familiares y amigos, y excluir a los del "grupo externo" u "otro". Comparte con las personas que pertenecen a su clan y excluye a los que no. Lo vemos en todos los restaurantes y cafeterías. Es común ver en las películas sobre adolescentes, al nuevo niño de pie con su bandeja y una expresión preocupada, mirando un mar de rostros. Escanean la multitud en busca de las personas con mayor probabilidad de darles la bienvenida. Siempre piden unirse a la mesa, lo más mínimo posible como amenaza para la jerarquía. En general, las personas no se presentan en un restaurante y se sientan con un grupo de extraños. Incluso hay anfitriones cuyo trabajo es asegurarse de que cada grupo tenga su propio espacio. Al clasificar a los animales y aprender sobre ellos, la cuestión de la dieta es de suma importancia cuando se aprende sobre sus hábitos, comportamiento y temperamento. Como "generalistas" u omnívoros, los humanos comerán cualquier cosa con un valor nutricional percibido. Al hacerlo, podemos cazar o buscar, recolectar o cultivar. Por otro lado, con tanto potencial con valor nutricional o venenoso, los humanos tienden a comer lo que saben. Comemos lo que hemos comido anteriormente para evitar consecuencias negativas.

Como generalistas, gran parte de nuestro impulso por la evolución puede haber sido generado por nuestra necesidad de obtener una dieta equilibrada. De hecho, algunos de nuestros mayores y más importantes avances como especie han girado en torno a los alimentos: agricultura y domesticación. Al domesticar animales, aseguramos una fuente de proteína cómoda. Con la agricultura, cultivamos plantas que sabíamos que eran seguras para comer. Teníamos los recursos nutricionales básicos necesarios para la supervivencia de nosotros mismos, nuestro clan y nuestra descendencia.

Según Rozin, comer puede ser una experiencia emocional, porque estamos tomando el "otro" exterior y colocándolo dentro de nosotros mismos, arriesgando enfermedades y muerte mientras intentamos mantenernos saludables. Más interesante aún, Nemeroff y Rozin (1989) pudieron demostrar que la gente inconscientemente cree que "usted es lo que come". En su estudio, descubrieron que los estudiantes universitarios tenían más probabilidades de otorgar a extraños completos más cualidades de tortuga cuando se les decía que los extraños comen tortugas, en comparación con otro grupo de extraños que supuestamente comían jabalíes. El dicho "eres lo que comes" no es solo psicológico: si llena su cuerpo con alimentos que tienen un valor nutricional bajo o nulo, sus papilas gustativas pueden ser felices, pero su cuerpo no lo hará. Si come comida chatarra, se sentirá como basura.

La conclusión tentativa de Rozin es a la que ya aludió: tendemos a comer lo que hemos comido anteriormente. Incluso en una época en la que tenemos acceso en gran medida a alimentos de cualquier parte del mundo, las personas seguirán comiendo lo que se sienten seguros. Si uno crece comiendo pollo y repollo, preferirá el pollo y el repollo al sushi. Lo mismo es válido para las comidas rápidas. Volvemos a lo que sabemos. Si un niño creció comiendo comida rápida, se siente seguro al pedir comida rápida. Cocinar se convierte en una pérdida de tiempo, y las comidas caseras no están demasiado saturadas de sabores adicionales como la comida rápida, lo que les hace sentir que falta algo.

Las comidas rápidas y la comida chatarra están científicamente diseñadas para ser adictivas. Las empresas tienen investigadores dedicados a encontrar la textura perfecta; sabor; relación crujiente para papas fritas. Es decir, tienen personas que investigan el sonido más satisfactorio que puede hacer una papa frita, la sensación bucal más satisfactoria y el sabor más adictivo. También tienen científicos dedicados a hacerle comer más de lo que debería. Esto no es solo para decir que la comida que diseñan es adictiva; en realidad están engañando a su cerebro para que piense que no está comiendo nada. ¿Alguna vez ha comido distraídamente una bolsa entera de papas fritas y se ha preguntado cómo? ¿No debería haberse sentido lleno? Sí y no. Algo que cruje y tiene mucho sabor pero parece desaparecer cuando lo come, como Cheetos, son un ejemplo. Estos son los alimentos que le dicen a su cerebro que no está comiendo tanto como en realidad sí lo está. Cuando se descompone rápidamente, su cerebro asume que no tiene tantas calorías como en realidad tienen. Ignora las señales del estómago "¡Estoy lleno!" porque trata de asegurarse de que tenga las calorías para continuar funcionando. Y luego está demasiado lleno para almorzar o cenar...Pero tal vez vuelva a comer más tarde. Las compañías de comida chatarra apostaron por eso tal vez, y ganan cada vez más. Después de todo, están usando la ciencia para que siga comiendo comida chatarra.

La ciencia es la forma más eficiente de mantenerse adicto a su marca. La ciencia nos dice que la comida chatarra no es solo un gran factor contribuyente en la epidemia de obesidad, sino también en la depresión. Comer comida chatarra no solo hace que aumente de peso, sino que puede contribuir a una depresión nueva o que empeora. Es lo que come, después de todo, así que cuando come comida chatarra, se siente como basura. Cuando se siente como basura, no quiere hacer ejercicio. Este es su cerebro que le dice que no tiene la energía, porque no tiene la reserva de calorías o le faltan otros nutrientes, y por lo tanto no puede desperdiciar lo que tiene. La falta de movimiento y el aumento de los bocadillos, le hacen subir de peso, ¡y luego se siente aún peor! ¿Qué hacen las personas cuando se sienten mal? Ellos comen comida reconfortante. La comida chatarra y el ciclo continúa.

La buena noticia es que hay una manera de romper el ciclo, y también hay ciencia para eso.

Capítulo uno: ¿Qué es la ciencia de la nutrición?

La ciencia de los alimentos y el estudio de la nutrición han existido durante miles de años. Tenemos registros de la teoría de la nutrición desde el año 2.500 AC, tallados en una tableta de piedra. Es probable que el estudio de la alimentación y la nutrición sea anterior a la historia de nuestro sistema de escritura. Después de todo, no hay nada más integral para nuestra supervivencia y bienestar que lo que consumimos. A medida que continuamos estudiando los alimentos, los nutrientes y cómo afectan al cuerpo humano, la teoría científica sobre qué y cuánto debemos comer, ha cambiado drásticamente. El autor de la tableta de piedra propuso que las personas con dolor en el interior deben abstenerse de comer cebollas durante tres días. Es posible que haya estado escribiendo sobre lo que hoy conocemos como acidez estomacal, ya que sabemos que las cebollas están relacionadas con esa dolencia particularmente. De vez en cuando vino Hipócrates, quien, incluso en el año 400 AC, vio y reconoció la obesidad como un problema. Su solución es la que usamos hoy: moderación y ejercicio.

Aunque la solución no ha cambiado desde el día de Hipócrates, la ciencia detrás de esto ha cambiado drásticamente. Donde antes la ciencia de la nutrición era simplemente una conjetura educada, que luego se convirtió en teoría médica, los campos de la nutrición y las ciencias de los alimentos ahora son enormes. La nutrición era una categoría única sin subcategorías. Hoy son dos paraguas separados que cubren una amplia gama de temas. La ciencia de los alimentos implica microbiología y química, así como el envasado y la conservación. La ciencia de la nutrición es el estudio del valor nutricional que contienen los alimentos, cómo interactúan con el cuerpo humano y el efecto de ciertos tipos de dietas en el cuerpo humano.

La ciencia de los alimentos abarca desde la química hasta la microbiología. Los químicos de los alimentos estudian la composición molecular de dichos alimentos, la microbiología (los organismos microscópicos que se encuentran en los alimentos), cómo empaquetarlos sin descomponerse e incluso cómo los humanos los perciben. Este estudio abarca cosas como cuánta agua hay en un alimento en particular, cuál es el contenido de grasa (y cómo eso afecta el sabor y los antojos), proteínas y otras vitaminas, minerales y enzimas que se pueden encontrar en un alimento en particular. Analizan conservantes generalmente reconocidos como seguros (GRAS por sus siglas en inglés) por los Estados Unidos. Algunos científicos de alimentos estudian la forma en que se cocinan los alimentos, llamada gastronomía molecular, y están interesados en cómo los ingredientes cambian de estructura cuando se aplica calor y tiempo.

Estas son las personas que las empresas de comida chatarra contratan para obtener los "mejores" alimentos; Los alimentos más crujientes, suaves, sabrosos y adictivos. Tienen el conocimiento para formular los alimentos chatarra más adictivos en función del olor, el color y la textura, así como la combinación de ácidos grasos, sal y azúcar que convencen a su cerebro de que necesita más. Estas también son las personas que estudian enfermedades transmitidas por los alimentos, como la salmonella, y encuentran la mejor manera de evitar que las personas se enfermen. Estudian conservantes e intentan encontrar la forma más barata y segura de hacer que su comida dure más.

Los científicos de nutrición analizan los tipos de alimentos que deberíamos comer y cómo la dieta y el ejercicio realmente nos afectan. Han encontrado dos tipos principales de nutrientes que se encuentran en los alimentos: micro y macro nutrientes. Los micronutrientes son aquellos que, aunque son vitales para vivir bien, deben consumirse en dosis más pequeñas. Algunas vitaminas se consideran micronutrientes, y el consumo excesivo puede ser tan perjudicial para nosotros como el consumo insuficiente. Los macronutrientes, según esa misma lógica, son aquellos nutrientes que necesitamos en grandes cantidades y son más difíciles de consumir en exceso.

Algunos también estudian las bacterias que crecen naturalmente en nuestro intestino grueso que ayudan con la digestión y la idea de intentar cambiar la flora intestinal natural de una persona en beneficio de ellos y sus bacterias. Pueden ayudar a crear planes de alimentación y ejercicio saludables y equilibrados para los clientes. Algunos médicos también tendrán una licencia de nutricionista, lo que les permite practicar la nutrición de diagnóstico para el tratamiento de enfermedades o dolencias. Estos pueden ser osteópatas, acupunturistas o quiroprácticos. No ofrecen planes de comidas específicos, sino consejos generales sobre los alimentos para comer y los patrones de comportamiento a seguir para el manejo de la enfermedad o los síntomas de la enfermedad.

Los científicos de nutrición han sido responsables de algunos descubrimientos asombrosos. Como ejemplo, fue un médico, James Lind, quien descubrió que el jugo de lima curaba el escorbuto. No sabía que el escorbuto era causado por una deficiencia de vitamina C, solo que su misión en la vida era mejorar la calidad de vida de los barcos de la marina. Se le atribuye uno de los primeros experimentos controlados registrados en la historia de la medicina. Aunque nadie se dio cuenta de la importancia de las frutas, como las naranjas, en ese momento, la investigación continua ha demostrado más beneficios para la salud de los alimentos que contienen ácido L-ascórbico (vitamina C) y ha demostrado sus beneficios en el control de los radicales libres (moléculas de oxígeno deshonestas que puede causar daño a nuestras células e incluso a nuestro ADN).

El experimento de grano único, dirigido por Stephen Babcock, Edward Hart y Edward Humphrey a principios de 1900, se acredita como el experimento nutricional más importante en la historia de la ciencia de la nutrición, y el estudio continuó en serio después de su conclusión. Tomaron cuatro grupos de vacas y alimentaron a tres de esos grupos con un solo tipo de grano, trigo, cebada o maíz. El último grupo recibió una alimentación mixta. Los grupos de trigo y granos mixtos tuvieron la peor tasa de mortalidad de nacidos muertos y terneros, mientras que el grupo alimentado con maíz fue el más saludable. Después de tocar música con los grupos, la conclusión fue la misma. Este experimento dio a los científicos la idea y los ayudó a llegar a la conclusión de que hay vitaminas y minerales en los alimentos que son necesarios para nuestra supervivencia.

En resumen, la ciencia de la alimentación y la nutrición juega un papel vital en nuestra vida cotidiana, incluso si no siempre vemos sus efectos. Aquellos que estudian en estos campos están tomando decisiones sobre lo que come, y la mayoría de ellos lo hacen de manera invisible. Algunos intentan ayudar, otros lo hacen para obtener ganancias. Usando la base creada para usted por científicos de alimentos y nutrición del pasado y del presente, puede tomar el control de su dieta y bienestar.

Capítulo dos: ¿Qué debo comer?

Los humanos necesitan macro y micronutrientes específicos para funcionar correctamente, todo lo cual se puede obtener sin suplementos. Todo lo que necesita es una dieta que incluya estos nutrientes en el plan. ¿Cuáles son estos nutrientes y qué puede comer para obtener la cantidad adecuada? Los nutrientes se dividen en dos grupos básicos: micro y macro. Los micronutrientes son aquellos que solo necesita en pequeñas dosis y lo más probable es que se obtengan simplemente comiendo una comida balanceada. Estas son sus vitaminas esenciales. Los macro nutrientes son aquellos que necesita consumir en grandes cantidades, como las proteínas. Las vitaminas B, la vitamina C y las vitaminas liposolubles son micronutrientes. Los macronutrientes incluyen carbohidratos, proteínas y grasas.

Las vitaminas B son esenciales para el funcionamiento nervioso y cerebral, y el bajo consumo puede provocar síntomas dolorosos. Por ejemplo, el beriberi es una enfermedad causada por niveles deficientes de tiamina, también llamada B-1. El Beriberi puede causar confusión, pérdida muscular e irritabilidad. La tiamina está contenida en granos enteros, como el arroz, así que evite los granos blanqueados o pulidos. Nueces, avena y naranjas son una excelente fuente de vitamina B-1. La riboflavina, o B-2, se encuentra en la avena y en la leche al 2%. También hay niacina, (B-3), ácido pantoténico, piridoxina (B-6), biotina (B-7), ácido fólico y vitamina B12. Los alimentos verdes, como los guisantes, las espinacas y el brócoli, los productos lácteos como el 2% de leche y el pescado son buenas fuentes de vitaminas B. La deficiencia de cualquiera de las vitaminas B no es común en los países desarrollados, pero los alcohólicos tienen un mayor riesgo ya que el alcohol inhibe la absorción de vitaminas B del cuerpo. No se recomienda tomar suplementos de la mayoría de estas vitaminas, ya que la ingesta excesiva de una vitamina puede enmascarar los síntomas de deficiencia en otra. Es mejor cumplir con su plan de alimentos que tomar suplementos adicionales.

La vitamina C es un nutriente esencial para su cuerpo. Ayuda a absorber el hierro y ayuda en la creación de neurotransmisores, ayuda a sanar heridas y crea tejido cicatricial, y juega un papel en la función y reparación de los ligamentos, así como en el sistema inmunológico. La deficiencia puede causar escorbuto y provocar la muerte. Afortunadamente, no hay un límite en la cantidad de vitamina que puede ingerir, ya que el exceso se excreta. Los escaramujos son una excelente fuente de vitamina C y se pueden preparar de varias maneras. Otra fuente sorprendente es el tomillo. Usar tomillo en sus comidas puede darle a su cuerpo un gran impulso. Las naranjas y otras frutas cítricas también son una fuente de nutrientes y son las más consumidas para ese propósito. Las vitaminas liposolubles, si bien son esenciales para la función normal del cuerpo, no se excretan cuando se toman en exceso, sino que se almacenan en el hígado y las células grasas. Estas vitaminas son A, D, E y K, y tomar suplementos de estas vitaminas sin instrucciones de un dietista, puede provocar graves efectos secundarios y molestias. Además, el cuerpo simplemente no utiliza estas vitaminas adecuadamente cuando se ingiere como suplemento. La deficiencia de estas vitaminas es rara o se corrige fácilmente. La vitamina A se obtiene más fácilmente a través de una dieta equilibrada. El pescado y las verduras de hoja verde como la espinaca y la col rizada son ricos en una sustancia llamada betacaroteno, que su cuerpo procesa y transforma naturalmente en vitamina A. La vitamina D ayuda al procesamiento del calcio y generalmente se absorbe a través de la piel, a través de la luz solar. Las fuentes alimenticias incluyen pescado azul y productos lácteos fortificados. La vitamina E es un protector para las vitaminas A y C, así como para los glóbulos rojos. El cuerpo no absorbe esta vitamina como suplemento, sino a través de los granos, frutas y verduras que ya estarán en su plan de alimentos. Por último, pero no menos importante, está la vitamina K, que es producida naturalmente por la flora intestinal. Promueve el funcionamiento de sus células sanguíneas y riñones. Las hojas verdes y oscuras son su mejor fuente externa de esta vitamina.

Los carbohidratos, comúnmente conocidos como carbohidratos, incluyen almidones y azúcares, y constituyen la mayor parte de nuestra ingesta necesaria de macronutrientes, así como nuestro recurso energético más gastado. De acuerdo con las Pautas dietéticas para los estadounidenses (DGA), los carbohidratos dietéticos deben representar el 45-60% de su ingesta calórica diaria. Si bien las dietas bajas en carbohidratos entran y desaparecen de manera regular, restringir demasiado el consumo de carbohidratos puede ser perjudicial para su sistema nervioso y su cerebro. Su cerebro usa carbohidratos, como un azúcar específico conocido como glucosa, para alimentarse y mantenerse activo y saludable. Es el órgano más activo en su cuerpo y requiere la mayor cantidad de energía. A diferencia de otras palabras grotescas como la dextrosa, la glucosa es realmente buena para usted. ¡Eso no significa que deba comer dulces! El tipo de carbohidratos que come son importantes para la forma en que su cuerpo los procesa. No se llene con pastas blanqueadas, por ejemplo. Apéguese a los granos enteros y vegetales ricos en fibra discutidos anteriormente, y evite otro azúcar común conocido como fructosa. La fructosa es un relleno que se usa en muchos alimentos procesados y está relacionada con el envejecimiento prematuro de las células.

Aunque tiene una mala reputación, la grasa es una parte esencial de una dieta humana. La DGA y la Organización Mundial de la Salud (OMS) parecen estar de acuerdo en que mantener su ingesta de grasas entre el 20-30% de su ingesta calórica diaria (¡pero no más!), ayuda a digerir y procesar los micronutrientes discutidos anteriormente. Sin embargo, hay grasas buenas y grasas malas. Las grasas buenas son grasas monoinsaturadas y poliinsaturadas, y se pueden encontrar en el aguacate, las aceitunas y la mantequilla de maní (grasas monoinsaturadas), así como en semillas de girasol, pescado graso y productos de soya (grasas poliinsaturadas). Evite los alimentos ricos en grasas saturadas o que contengan grasas trans, ya que ambos tienen riesgos negativos para la salud. Mientras que algunas carnes contienen pequeñas cantidades de grasas trans naturales, los alimentos que contienen grasas trans artificiales deben evitarse por completo.

Una vez dicho todo esto, lo mejor que puede hacer es crear un plan de comidas y cumplir con sus reglas alimenticias. Mantenga pescados y vegetales de hojas oscuras en el menú, y manténgase alejado de las comidas procesadas o rápidas.

Cómo volver a entrenar sus papilas gustativas

El momento más difícil de su nueva dieta será el comienzo. Los alimentos naturalmente ricos en nutrientes vitales no saben a los alimentos que está acostumbrado a comer. No tienen la concentración de azúcar, sal o grasa que se encuentra en los alimentos procesados o la comida chatarra, y simplemente no serán tan atractivos. Sus papilas gustativas (y cerebro) han sido entrenadas para esperar la avalancha de sabores y sensaciones que se experimentan al comer comida chatarra. Está diseñado para ser adictivo. Cuanto más come, más quieres.

La buena noticia es que cuánto menos comes, menos anhela. Puede volver a entrenar tanto sus papilas gustativas como su cerebro. Cuanto menos azúcar consuma, menos ansiará su cerebro. Lo mismo puede decirse de la sal. Puede notar los efectos de restringir su consumo de sal en cuestión de días. En tan solo una semana, la mayoría de las personas que reducen la cantidad de sodio en sus dietas se dieron cuenta de que otros alimentos eran demasiado salados. En efecto, comenzaron a rechazar los alimentos con sales agregadas en lugar de desearlos. El azúcar tarda un poco más, alrededor de cuatro semanas.

Para volver a entrenar sus papilas gustativas para disfrutar menos alimentos dulces, evite los alimentos con azúcares agregados. La mayoría de las frutas y productos a base de frutas tienen azúcares naturales que su cuerpo necesita para generar energía para su cerebro. Los azúcares que debe evitar riman con "tosa"; fructosa, maltosa y dextrosa. Algunas compañías intentan ocultar el azúcar agregado etiquetándolas como miel. Mientras que la miel orgánica puede ser un gran edulcorante natural, la miel que están usando ha sido destilada y procesada en nada más que jarabe de azúcar. Algunos otros ingredientes clave a tener en cuenta son; jarabe de maíz, azúcar de malta, edulcorante de maíz, agave y concentrados de jugo de frutas.

Los alimentos específicos que puede evitar o reemplazar pueden sorprenderlo. Si bien puede esperar eliminar los dulces, pasteles y productos horneados procesados de su plan de alimentos, también debe planear eliminar las salsas de barbacoa de marca, los aderezos para ensaladas e incluso algunas marcas de yogur. Tal vez ni siquiera pienses en revisar las etiquetas de estas cosas. Después de todo, ¿quién piensa agregar azúcar al aderezo para ensaladas? Las mismas personas que lo agregan a la salsa para pasta, por supuesto. Si siente que cortar la salsa será un gran cambio, pruebe con sustituciones menos dulces. Hay marcas que contienen menos azúcares. Alternativamente, puede hacer uno propio. Es sorprendentemente fácil encontrar recetas para salsas de barbacoa caseras, salsas para pasta o aderezos para ensaladas.

Si le encantan los postres o le gusta comer algún dulce ocasional, no se lo niegue a sí mismo. Cuánto más se dice 'no puedo comer postre, no puedo comer dulces", más lo quiere. Los humanos tienden a querer lo que saben que no deberían tener. El fruto prohibido es siempre el más tentador. A menos que tenga una voluntad de hierro, lo más probable es que encuentre una razón para romper sus reglas alimenticias, lo que puede provocar sentimientos de culpa o fracaso. En lugar de prepararse, simplemente use una alternativa saludable a los dulces, helados u otros postres. Las uvas congeladas, los arándanos o las fresas frescas son excelentes opciones para un dulce.

Mientras evita los azúcares agregados, no se emocione demasiado por reemplazar el azúcar con edulcorantes artificiales. Los estudios demuestran que las personas que usan edulcorantes artificiales en realidad terminan comiendo más calorías. Los edulcorantes artificiales, como Splenda, le dicen a su cerebro que está comiendo azúcar, pero en realidad no obtiene ninguna de las gratificaciones calóricas del sabor, lo que le dice a su cerebro que necesita comer más. Esto se debe a que su intestino también puede "saborear" el azúcar (y la sal y la grasa) y le dice a su cerebro que había dulzura, pero no calorías digeribles, y por lo tanto aún debería tener hambre.

También debe restringir sus papilas gustativas de la sal. Esto no significa simplemente verificar la lista de ingredientes en los alimentos en los que espera ver sal. Es posible que se sorprenda de los alimentos en los que descubrirá sodio. No esperaría encontrarlo en alimentos como el requesón, pero se esconde allí. También las compañías disfrazan la cantidad de sal que usan reemplazando la palabra con MSG o usando la dudosa frase "sabores naturales".

Cuando reemplace sus grasas saturadas y trans (las grasas sólidas que son malas para usted) con grasas monoinsaturadas y poliinsaturadas (las saludables), elimine la mantequilla y la margarina. Intente reemplazarlos con aceite de oliva. Una sustitución popular de la mantequilla es el aceite de coco que es sorprendentemente alta en grasas saturadas. Si ha estado usando esto para sustituir la mantequilla, debe usar aceite de oliva. En la mayoría de los casos, la mantequilla se puede reemplazar con puré de aguacate. En los casos en que no puede, puede probar puré de manzana o puré de calabaza.

No es solo a su lengua a la que está entrenando. También está reentrenando su intestino y la bacteria que ocurre naturalmente en su estómago. Su flora intestinal cambia según lo que come. Las bacterias que alimenta se multiplicarán y le harán desear lo que prosperan. Si una bacteria en particular prospera con el azúcar y usted la ha estado alimentando, habrá más que una bacteria que prefiera alimentos menos dulces. Estará ansiando azúcares para mantenerlos vivos y florecientes. Cuando comience a comer alimentos con menos azúcar, sal y grasas sólidas (grasas saturadas y grasas trans), la flora que está acostumbrada a los alimentos que está evitando ahora, se volverá exigente. Sin embargo, lentamente se convertirán en la minoría a medida que alimente a aquellos que prefieren una grasa menos dulce, menos salada y no sólida como sus alimentos preferidos.

Lleva varias semanas volver a entrenar sus papilas gustativas, así que no se desanime si después de unos días todavía desea comer alimentos con alto contenido de azúcar, sodio o grasas saturadas y grasas trans. La comida en su nuevo plan de dieta puede tener un sabor suave al principio. Esto cambiará a medida que sus papilas gustativas, intestino y bacterias se acostumbren a la nueva comida.

Crear un plan de alimentación para una dieta equilibrada.

El plan de alimentación personal variará según el estilo de vida, la edad y si están tratando de ganar, perder o mantener su peso. Algunos optarán por comer refrigerios adicionales o tomar un lado adicional con la cena. Otros renunciarán a los bocadillos por completo. Algunos pueden decidir cambiar su refrigerio matutino por tomar una cerveza o un vino con la cena. Otros pueden dejar de beber por completo o decidir tener un día de trampa donde tengan un refrigerio y alcohol. Lo importante es crear un plan que se ajuste a su presupuesto, a su vida y que le brinde comidas equilibradas y nutritivas. Cuando haga su plan y revise las etiquetas de nutrición, evite cualquier cosa con grasas trans y preste atención a los porcentajes enumerados para otros nutrientes. Cualquier cosa con menos del 10% de un nutriente esencial, no es una fuente significativa de ese nutriente.

Recuerde, sus necesidades calóricas exactas variarán según su estilo de vida. Si no puede hacer tanto ejercicio como le gustaría, no necesitará tantas calorías como la persona que hace ejercicio regularmente. Si lleva un estilo de vida activo, necesitará más calorías. Consulte con su médico o dietista para determinar la cantidad correcta de calorías para su plan de alimentos.

El desayuno a menudo se llama la comida más importante del día. Se divide en "descanso" y "rápido", y literalmente está rompiendo un pequeño período de ayuno. Si cena alrededor de las seis de la tarde y se levanta alrededor de las 7 de la mañana, luego desayuna entre las 7:30 y las 8 de la mañana, tendrá entre 13 y 14 horas sin comer. Lo crea o no, su cuerpo quema calorías mientras duerme. Su cerebro usa glucosa para mantener su sistema autónomo funcionando, y cuando está en sueño MOR (cuando sueña). ¡Es hora de reponer energías y abastecerse un poco para el día! El desayuno es el momento perfecto para agregar fibra a su dieta con frutas frescas y granos integrales. La toronja y la avena son una excelente base para su desayuno. No agregue azúcar, edulcorante artificial o sal a su toronja, y use leche descremada o de soya, o agua, para su avena. La leche descremada se cocina mejor que la soya. Si la avena parece un poco blanda, agregue algunas bayas o pasas sin azúcar. Agregue un poco de proteína con huevos escalfados, o fríalos sin mantequilla. ¡Invierta en una sartén antiadherente! Siéntase libre de tomar café negro o un té para el desayuno. Si decide agregar cremas, recuerde que agregan calorías y usan agua en lugar de leche en su avena.

Si planea agregar refrigerios regulares a su dieta, manténgase alejado de las barras de granola procesadas y dulces. Pruebe frutas frescas en su lugar. Los plátanos son un gran refrigerio, fáciles de transportar y son una fuente importante de fibra, potasio, vitamina C y vitamina B-6. El yogur natural (sin endulzar) con 1-2 cucharaditas de miel cruda y orgánica y una taza de agua, completan la merienda.

La pechuga de pollo asada es una buena fuente de proteínas, y encabeza una ensalada muy buena para su almuerzo. Evite las hojas verdes pálidas y manténgase en las verdes oscuras, como las espinacas y la col rizada. También puede agregar acelgas, lechuga romana o mantequilla para variar. Agregue algunas aceitunas negras picadas y cubra con un poco de aceite o vinagre (evitando cualquier contenido alto en azúcar, sodio y / o grasas trans). Un vaso de agua o té de hierbas hace de este un almuerzo completo. La ensalada puede parecer una comida pequeña, pero estos vegetales de hoja verde están llenas de fibra insoluble, lo que le hacen sentir más lleno. Se considera que una porción completa de ensalada son 2 tazas de hojas con un promedio de 14 calorías.

Como el pollo no es la parte principal de este plato, solo necesitas 4-6 onzas.

¡Hora de la merienda! Como la cena está a unas horas de distancia, podría ser una buena idea agregar unas pocas calorías más a su día para seguir adelante. Una taza de frutas frescas, nueces o bayas y otro vaso de agua, es realmente todo lo que necesita.

La cena debería ser suficiente para mantenerse lleno por el resto de la noche, pero no debe llenarse. Una porción de carne de su elección, una porción de vegetales y una de almidones, deberían ayudarle. Evite los alimentos empanados, como el filete de pollo frito y los camarones de coco. Los alimentos horneados suelen ser más saludables que los fritos (por ejemplo, pollo al horno o frito). Si elige papas para su almidón, evite usar mantequilla o margarina. Pruebe aderezos más saludables, como aguacate, o ¼ de taza de calabacín y tomates cortados en cubitos cocinados con una cucharada de aceite de oliva. Puede tomar bebidas no alcohólicas, no endulzadas, como té, agua o leche descremada o de soya con la cena. Si tiene ganas de derrochar, o ha contado sus calorías y tiene espacio, puede tomar una bebida alcohólica con la cena. Solo recuerde que estas calorías están vacías; no contienen ningún valor nutricional.

Hay espacio para el postre. Si es como la mayoría de las personas, quiere un dulce de regalo desde ahora hasta la cama. En lugar de helado o golosinas horneadas como pasteles, tenga una naranja o bayas congeladas. Si recogió yogur natural sin azúcar, enrolle algunos arándanos o fresas y congélelos. Es un sustituto perfecto de postres y alivia sus antojos de dulzura.

La variación es la especia de la vida. Su cerebro prospera en cosas nuevas; nuevos sabores, olores, colores y texturas. No coma los mismos alimentos todos los días, o se aburrirá con ellos y comenzará a encontrar que seguir su plan de alimentos es muy difícil. Seguir una dieta, o cualquier cosa, cuando está aburrido es muy difícil. Planifique su semana para incluir diferentes elementos. No acumule alimentos perecederos con los que pueda aburrirse y terminar perdiéndose. Planifique su semana e ingredientes y compre solo lo que necesita para esa semana. Si se ve con ganas de preparar la cena del jueves, el martes por la noche, eso también está bien. La parte importante es cumplir con las reglas de alimentos que hizo y no decidir deshacerse de la cena del martes a favor de la comida rápida.

Deshágase de la comida chatarra

Evite los alimentos procesados a toda costa. Estos son alimentos con ingredientes innecesarios que pueden ser poco saludables y agregar calorías no deseadas. Ejemplos de alimentos obviamente procesados incluyen productos horneados de fábrica, "barras de salud" y cualquier cosa con una vida útil absurdamente larga (excluido el arroz). Los alimentos que han sido procesados químicamente son ricos en azúcares y grasas sólidas poco saludables. El consumo de estos azúcares vacíos puede contribuir a la resistencia a la insulina, niveles más altos de colesterol LDL (lipoproteína de baja densidad), obesidad y enfermedades cardíacas. Estos también son los alimentos diseñados para ser adictivos y consumidos en exceso. ¿Recuerda cuando hablamos de azúcares vacíos que le dicen a su cerebro que comió algo dulce, pero que no había nutrientes, por lo tanto, debe continuar comiendo? Porque están procesados químicamente.

Cuando revise la etiqueta nutricional de fuentes significativas de nutrición, revise la lista de ingredientes. Las palabras claves que le dicen que vuelva a colocar los alimentos en el estante incluyen jarabe de maíz con alto contenido de fructosa, maltodextrina, colorantes artificiales y granos refinados. Hay reglas que puede optar por hacer cumplir para su plan de alimentos. Una de ellas es la regla de pronunciación: si no puede decirlo fácilmente (¡o definirlo!), no lo compre. Otra es la regla "en mi cocina": si no es algo que tiene o podría agregar fácilmente a su cocina, entonces no pertenece a su dieta. Por último, pero no menos importante, está la regla de los cinco ingredientes: si tiene más de cinco ingredientes, vuelva a colocarla.

Adhiérase a los alimentos integrales. Frutas, vegetales, carnes y granos enteros (no refinados ni pulidos). Casualmente, estos alimentos se pueden encontrar casi exclusivamente en el anillo exterior de la mayoría de las tiendas de comestibles. Intente comprar la mayor parte de su producto allí y evite la mayoría de las secciones internas. Los pasillos interiores tienden a estar repletos de alimentos procesados y refinados. Esta regla no es válida para todas las tiendas o para todos los productos. La avena, por ejemplo, a menudo se encuentra en el mismo pasillo que los cereales para el desayuno o las barras de granola.

Mientras esté en esos pasillos centrales buscando pan, ni se le ocurra comprar pan blanco. Tiene tantos ingredientes procesados y blanqueados que es básicamente una barra de aire asqueroso. Verifique todos los paquetes de pan. Este es uno de esos productos que quizás no considere que hayan sido procesados químicamente, especialmente los panes que dicen ser trigo integral. Si puede permitírselo, compre su pan en una panadería local. Puede que no dure tanto tiempo, pero si planea hacer emparedados para algunos o la mayoría de sus almuerzos, es la opción preferible.

Hablando de emparedados, ¿qué pasa con el clásico con mermelada y mantequilla de maní? Eso definitivamente está fuera de la mesa, ¿verdad? En realidad, si tiene cuidado con sus selecciones de mantequilla de maní y mermelada, ¡el clásico puede regresar como un almuerzo! Pero no ponga las mantequillas de maní de marca en su carrito. Con todos sus rellenos y conservantes, tiraría sus reglas de comida por la ventana. La mayoría de las tiendas de comestibles tienen una sección orgánica donde puede moler sus propias mantequillas de nueces, y tiene una gran selección a varios precios. La mantequilla de maní es la clásica y menos costosa, ¡pero también puede optar por semillas de anacardo, almendras o girasol! Las mermeladas no son tan fáciles. A menos que haga su propio producto o compre en el mercado de un agricultor, las conservas de frutas pueden ser difíciles de adaptar a su dieta. Encuentre las etiquetas sin azúcar y sin azúcar agregada, ya que tendrán la menor cantidad de azúcares y edulcorantes de frutas adicionales. Lea la etiqueta por si acaso y siga el tamaño de porción recomendado. ¡No se exceda!

Si necesita algo dulce o sabroso para beber, o está cansado del agua, podría considerar agregarle jugo a su dieta. Las bolsas de jugo son una excelente manera de controlar su ingesta calórica. Pero no compre cualquier jugo. Lea las etiquetas y evite cualquier marca que haya agregado azúcares o conservantes. No se deje engañar por las etiquetas que dicen "no concentrado" que pueda ver. Un jugo que se ha concentrado es solo uno al que se le quitó toda el agua, por lo que ocupó menos espacio en el transporte, y el agua se volvió a agregar. Mientras no haya azúcares o conservantes, no importa si su jugo era de concentrado.

Mientras evita los alimentos procesados y trata de preparar algunos de sus refrigerios, como el yogur natural sin azúcar, un poco más dulce, puede pensar en comprar miel. Incluso se mencionó como una sugerencia para su plan de comidas...Pero también se mencionó en los alimentos para evitar. Entonces, ¿cuál es? La verdad es que la mayoría de la miel se ha transformado en un jarabe de azúcar con un ligero sabor a miel. No compre las marcas en plásticos con forma de oso. Si no conoce o no puede encontrar apicultores locales, o no tiene acceso al mercado de un agricultor, opte por las marcas menos filtradas. Las personas tienen una desafortunada tendencia a querer la miel más suave y clara porque piensan que es la más segura y limpia de ingerir. Eso simplemente no es cierto. Cuanto más clara y suave es una miel, menos saludable es. Las leyes de etiquetado flexible no ayudan. Una marca que dice vender "miel pura" no significa que toda la botella sea "miel pura"; solo busque la pequeña etiqueta verde con una abeja que dice "Verdadero Recurso de Miel". Esto garantiza que el producto sea miel de verdad y que no haya sido contaminado con miel china, que se sabe que contiene plomo y otros ingredientes tóxicos. Otro signo de que la miel es buena, o al menos mejor, es la presencia de cristalización. La miel real cristaliza, o se solidifica, a medida que se asienta. Notará que las marcas de miel falsas, sobre procesadas y potencialmente dañinas retienen una forma líquida.

Si bien esto puede parecer abrumador al principio, será más fácil. Apéguese a su lista de compras. Si guarda una copia física, o una en su teléfono, puede ser una buena idea poner dos revisiones al lado de cada elemento: uno para el elemento en sí y el otro para recordar revisar la etiqueta.

Recordando frutas y agua

Escucha todo el tiempo que necesita mantenerse hidratado. Usted sabe que debe beber aproximadamente ocho vasos de agua todos los días. Pero, ¿por qué es importante el agua? ¿Cómo se beneficia? En primer lugar, mantenerse hidratado puede prevenir dolores de cabeza. La mayoría de los dolores de cabeza son causados por la deshidratación, así que evítelos bebiendo agua. Si la posibilidad de tener menos o incluso no tener dolores de cabeza no fue suficiente, hay otras razones por las que el agua es buena para usted.

Comenzando con el cerebro, el agua hace que todo funcione mejor. Su cerebro es principalmente (aproximadamente el 73%) de agua. Si está deshidratado, su cerebro también está perdiendo agua. Esto puede disminuir la función cognitiva, la memoria, la función motora... Y se irrita. Sea feliz y beba agua.

Su cuerpo usa agua para evitar que sus músculos sufran calambres y que sus ligamentos estén sanos, así como para lubricar sus articulaciones. La deshidratación puede contribuir al daño articular y los calambres musculares, los cuales son dolorosos. Su columna vertebral incluso utiliza agua. Entre cada vértebra hay un disco de gelatina lleno de agua. La deshidratación puede provocar dolor de espalda y degeneración espinal. ¿Quiere evitar la cirugía de espalda en el futuro? ¡Mejor beba ese vaso de agua!

El agua también puede ayudarlo a evitar enfermarse. No es solo la superstición lo que dice que beba mucha agua si siente que se acerca un resfriado, es ciencia. El agua ayuda a que su sistema inmunitario funcione de manera eficiente y puede ayudarlo a evitar que se enferme y a combatir cualquier enfermedad que pueda contraer. Sus vasos sanguíneos también se benefician de estar adecuadamente hidratados. Mantener la sangre en la viscosidad correcta hace que fluya suavemente a través de su cuerpo, llevando oxígeno a sus órganos y facilitando su corazón...Eso es correcto. Beber agua puede ayudar a prevenir problemas cardíacos.

También podría ayudarlo a perder peso. El agua puede decirle a su estómago que está lleno, incluso si no ha comido. Ocupa un espacio que de otro modo tendría que llenarse con alimentos, y eso significa calorías. Su cuerpo necesita agua para descomponer adecuadamente las calorías que le da, y necesita doblemente esa agua para ayudar a absorber los nutrientes que necesita para funcionar. Si no está hidratado, es posible que no obtenga los nutrientes necesarios, ¡incluso si está comiendo bien!

Si no está en esto por salud, sino por apariencia, el agua también puede ayudarle allí. La piel hidratada es una piel más feliz y saludable. La piel deshidratada es seca y propensa a la descamación, sin importar la cantidad de loción que use. La piel elástica e hidratada es menos propensa a las arrugas y el acné, y se cura más rápido. Si quiere una piel sana y brillante, beba agua.

Beba un vaso de agua con cada comida y con todos sus refrigerios. Notará un mejor estado de ánimo, una mejor salud de la piel, una mejor función inmune (en forma de salud general), una mejora potencial de la memoria, un menor riesgo de problemas cardíacos y de espalda y un procesamiento de alimentos más saludable. Beber la cantidad de agua prescrita incluso reduce el riesgo de cáncer de vejiga. ¡El agua es el superalimento del que nadie habla! Hablando de superalimentos: las frutas. Junto con el agua, las frutas son algunos de los elementos más valiosos y ricos en nutrientes para agregar a su rutina diaria. Contienen una amalgamación de vitaminas y un alto contenido de fibra dietética que su cuerpo necesita para funcionar correctamente. La mayoría de las frutas son fáciles de tirar en una lonchera o bolso para llevar con usted como un refrigerio práctico y potente, por lo que agregarlas a su plan de alimentos o usarlas como un refrigerio de emergencia es realmente muy conveniente. Además, puede obtenerlos en muchas formas diferentes.

Las frutas frescas y enteras contienen las vitaminas necesarias para que su cuerpo funcione, como el potasio, así como fibra dietética para ayudarlo a sentirse lleno y limpiar sus intestinos. Las frutas secas, como los duraznos o los albaricoques, son más fáciles de llevar y son menos sucias y, en general, tienen los mismos nutrientes que sus contrapartes frescas. Incluso puede beber algunas de sus frutas y esperar un valor nutricional similar, aunque sin la fibra. Sin embargo, tenga cuidado al elegir sus bebidas de frutas. ¡Sin azúcares ni conservantes añadidos! Sobre el tema de las diferentes formas, siempre hay nuevos frutos para probar. Su cerebro anhela cosas nuevas, y las frutas no son la excepción. En lugar de comer un plátano todos los días como refrigerio, agregue algunas naranjas, manzanas o peras. No solo hay tantos tipos diferentes de frutas, cada fruta tiene diferentes variedades. Hay 7.500 especies de manzanas en todo el mundo, de las cuales 100 se cultivan en los EE. UU. Con tantas opciones, nunca debería aburrirse de la fruta.

¡Y tampoco debería! Al igual que el agua, las frutas son buenas para usted por todo tipo de razones. Al ser una gran fuente de fibra dietética, las frutas le ayudan a sentirse más lleno durante un período de tiempo más largo. También ayudan a eliminar el tracto digestivo, lo que facilita la digestión de otros alimentos. Esto significa que no solo puede absorber mejor los alimentos, sino que también los pasas más fácilmente. La fibra ayuda al colon a procesar y eliminar los desechos, previniendo tanto la diarrea como el estreñimiento.

Las personas que comen frutas frescas también ven una disminución del riesgo de problemas de salud más graves, como enfermedades cardíacas y accidentes cerebrovasculares, y pueden reducir el riesgo de diabetes tipo dos. Comer frutas (y vegetales) se asocia con un menor riesgo de enfermedad cardíaca y una presión arterial más baja que las que no comen lo suficiente. El cáncer ni siquiera es inmune a los efectos de una dieta saludable.

Los estudios han encontrado vínculos entre cinco porciones de frutas (específicamente manzanas, plátanos y uvas) y un menor riesgo de cáncer de seno, así como formas de cáncer de boca, garganta y pulmón. Los tomates incluso tienen una calidad protectora contra las formas agresivas de cáncer de próstata.

En general, tomar la cantidad adecuada de agua y fruta es vital para que pueda vivir una mejor vida. El agua ayuda a su cuerpo a rendir al máximo. Las frutas no solo te ayudan a funcionar, sino que incluso tienen cualidades protectoras contra las enfermedades.

Capítulo Tres: Comer bien

Puede pensar que sabe cómo comer. Ponga comida en su boca, mastique, trague, digiera, repita. Pero la ciencia en realidad nos dice que hay cosas que está haciendo mal, especialmente cuando hace dieta. Cuando hace dieta para bajar de peso, o si está realmente ocupado, puede sentirse tentado a saltarse las comidas. Entonces se muere de hambre, pero quiere esperar hasta su próxima comida programada u oportuna... ¡Pero cuando coma de nuevo, tiene tanta hambre que come en exceso! Pasa todo el tiempo. Así que aquí hay algunas pautas para agregar a sus reglas alimenticias.

No se salte las comidas. Si bien puede parecer una buena idea en ese momento, saltarse las comidas es difícil para su metabolismo y su cuerpo. Cada dos horas, su cuerpo comienza a sentir la necesidad de un impulso de energía. Sin esa energía extra, su estado de ánimo comienza a deteriorarse. Sin mencionar que su cuerpo comienza a tener la idea de que necesita conservar toda la energía que tiene, ya que no estará seguro de cuándo será la próxima vez que vaya a comer. Si omite las comidas regularmente, su cuerpo comenzará a acumular carbohidratos en lugar de usarlos, lo que no solo significa que su cuerpo no se está alimentando activamente con los nutrientes que le da, sino que puede notar una disminución en la masa muscular y un aumento en grasa. El agua potable puede ayudarlo en esta situación, pero no es un sustituto de las calorías. Comer todas sus comidas básicas le ayuda a perder peso y le hace sentir mejor.

Debería ser evidente después de todo eso, pero no se muera de hambre. Si siente que tiene hambre entre comidas, coma. Los bocadillos son una parte vital de su plan de dieta. Aumentan su energía y evitan que coma en exceso durante la comida. No sufra las horas entre el desayuno y el almuerzo; cómete un plátano aunque sea.

No apresure sus comidas. Comer a toda prisa no permite que su estómago procese los alimentos que está comiendo y no permite que la hormona de la saciedad, la leptina, circule a través de su sistema y le permita saber que debe dejar de comer. Además, palear la comida por el esófago no le da tiempo para saborearla. Tómese su tiempo y disfrute de su comida. Su cerebro obtendrá más placer al comer y se sentirá más satisfecho. Al mismo tiempo, no coma solo hasta que ya no pueda comer. Comer hasta que esté "lleno" puede provocar náuseas y una digestión incompleta. Su cuerpo produce gases cuando procesa alimentos, y estos ocupan espacio. Si come en exceso, es más difícil digerir los alimentos. También necesita espacio para que el agua digiera y absorba completamente los nutrientes. Si se tomas su tiempo y toma sorbos de agua entre bocados, encontrará que su estómago le dirá cuándo es el momento de dejar de comer y comenzar a digerir. Puede que le resulte más fácil comer más lentamente si come con un amigo o compañero de trabajo. Charlar mientras come, ayuda a espaciar las picaduras. También puede hacer que se sienta más responsable de lo que está comiendo. Los humanos son criaturas sociales curiosas, y la mayoría hará comentarios cuando se cambie una rutina. Después de explicar sus nuevas reglas de dieta y alimentación, lo vigilarán y comentarán cualquier cosa que parezca contradecir esta dieta. Si se siente responsable ante alguien que no sea usted, es más probable que cumpla con su plan (¡incluso si es solo su gato!).

Otro truco rápido y simple para controlar el tamaño de las porciones es usar platos más pequeños. Si usa un plato grande, su cerebro automáticamente piensa que el espacio vacío significa que no está comiendo lo suficiente. Es por eso que a menudo repites cuando no llenas un plato más grande. El uso de platos más pequeños hace que su cerebro piense que está comiendo más y que es menos probable que regrese por una segunda porción.

Siéntase en una mesa en lugar del sofá o la cama. Esto no solo entrena su cerebro para prestar atención a lo que está comiendo, sino que si vive con otros, le da tiempo para socializar y relajarse. Si vive solo, puede parecer extraño al principio, pero eventualmente se entrenará para disfrutar del silencio y el tiempo de reflexión. Haga lo que haga, no coma frente a la televisión o no meriende mientras juega. Presta menos atención a lo que está haciendo, y es una trampa para comer sin pensar. Se sienta con una bolsa de uvas para mirar Game of Thrones, y lo siguiente que sabe es que sus dedos raspan el plástico; sus uvas se han ido! ¿Cómo sucedió eso? Ahora tiene dolor de estómago y no tiene merienda para mañana. Cuando su cerebro está comprometido con un estímulo externo, particularmente uno con el que se siente emocionalmente involucrado, filtrará el estímulo interno; como que su estómago le dice que deje de comer. Se involucró demasiado con el programa para darse cuenta de cuánto estaba comiendo, y la recompensa fácil del movimiento de la mano a la boca fue emocionalmente satisfactoria.

Esta es la razón por la que no debe comer con estrés o emociones. Su cuerpo anhela esa liberación, esa comodidad, que se encuentra en el movimiento y la recompensa de la mano a la boca. Eso es parte del por qué es tan difícil dejar de fumar y por qué aquellos que sí lo hacen, tienen más probabilidades de comenzar de nuevo durante una situación estresante. En lugar de derrumbarse ante su cuerpo, exija comida reconfortante, salga a caminar, haga yoga o escriba un diario. Encuentre una alternativa saludable para comer con estrés que funcione para usted.

La vida cotidiana es difícil y está llena de desafíos, y puede ser difícil incluir un largo descanso para comer en su apretada agenda. Si no tiene tiempo para saborear un desayuno, coma una porción más pequeña y tome refrigerios para más tarde. Si tiene poco tiempo para almorzar, tome bocados medidos y coma de manera constante, no rápidamente. Coma bien en la cena y haga el esfuerzo de planificar las comidas y meriendas del mañana con anticipación, para que no se sienta tan apurado al día siguiente.

Reglas rápidas para ayunar

El ayuno es la restricción dramática de la ingesta calórica. Algunos planes de ayuno permiten hasta 500 calorías por día, mientras que otros no permiten ninguno. Algunas personas ayunan por razones religiosas o espirituales, mientras que otras pueden tener que hacerlo por razones médicas. Los investigadores tienen dos mentalidades cuando se trata de ayunar para su dieta. Algunos dicen que es más dañino que útil (sus células se convierten en estrés, acumulando grasas y quemando a través de los músculos y elevando sus niveles de colesterol malo), mientras que otros promocionan beneficios como el control de peso y un menor riesgo de enfermedades cardiovasculares.

Entonces, ¿qué es mejor? Bueno, es un poco de ambos. El ayuno prolongado conduce a la cetosis, lo que significa que su cuerpo básicamente está comiendo cualquier parte de sí misma que no sea esencial para otro día de supervivencia. Eso significa que está digiriendo sus músculos y reduciendo el poder del cerebro mientras acumula grasa. Esto conduce a la cetoacidosis, que puede ser fatal. Sin embargo, lleva un promedio de dos días alcanzar el estado de cetosis, y no se recomienda que ayune durante tanto tiempo.

Hasta ahora, la investigación sugiere que los beneficios del ayuno intermitente sobrepasan los riesgos, particularmente si se hacen sabiamente. Existe un vínculo entre el ayuno y el menor riesgo de enfermedad cardiovascular y diabetes. Esta investigación comparó a adultos que "comieron normalmente" y aquellos que ayunaron una vez al mes. Su dieta no se indicó explícitamente, sin embargo, existe una teoría de que el ayuno puede hacer que sea menos resistente a la insulina, lo que reduce el riesgo de diabetes tipo dos. Es cierto que pasar un corto período de tiempo entre comidas (12-24 horas) en ocasiones puede alentar a las células a quemar las grasas que han estado almacenando. Grandes reservas de grasa hacen que sus células sean resistentes a la insulina, por lo que es lógico pensar que tener menos grasa significa menos resistencia y, por lo tanto, menor riesgo.

Por eso también se utiliza el ayuno como herramienta de control de peso. Quemar grasa como combustible es la premisa básica de la dieta y el ejercicio. Sin embargo, no se exceda en las actividades en sus días de ayuno. Su cuerpo todavía necesita nutrientes para mantener el máximo rendimiento. Intente ayunar solo en sus días menos extenuantes para evitar los primeros signos de cetosis (como el mal humor y las funciones cognitivas deterioradas). Su metabolismo se ralentiza en los días que ayuna, lo que significa que no tiene hambre y es más fácil pasar más tiempo sin comer.
¡Hasta ahora, el ayuno suena genial! ¿Con qué frecuencia debería hacerlo? Bueno, la investigación ha demostrado que ayunar una vez al mes tiene un efecto sobre el riesgo de enfermedades cardiovasculares y diabetes. Sin embargo, las dietas en ayunas son las que se eliminan con mayor frecuencia. A la gente no le gusta la sensación de hambre. Lo bueno del ayuno es que puede detenerse en cualquier momento y ajustar su horario para que funcione para usted. Si solo quiere ayunar durante un día al mes, aún verá los efectos positivos del ayuno y es mucho más fácil trabajar en un día

de baja intensidad una vez cada veintiocho días que una vez cada siete. Algunas dietas afirman que el ayuno 5: 2 es la única forma de ver los efectos (es comer normalmente durante cinco días y ayunar durante dos), pero eso simplemente no es cierto y puede ser dañino. Recuerde, su cuerpo entrará en cetosis después de un ayuno de 48 horas. Puede pensar que atrapar su cuerpo en el borde es algo bueno, pero en realidad lo convence de que la comida es escasa y necesita conservar recursos como la grasa en tiempos de hambre prolongada.

Algunas personas optaron por restringir drásticamente su consumo de calorías durante el tiempo de ayuno elegido, pero aún así comen hasta 500 calorías. Esos son los dos lados de un panecillo simple con tres onzas de queso crema. O cinco plátanos de tamaño regular. O cinco manzanas. Es una porción de comida del tamaño de una merienda que dura todo el día. Le da a su estómago algo para digerir, por lo que no se siente como si estuviera muriendo de hambre, pero aún restringe sus calorías lo suficiente como para tener una pérdida neta durante la semana. Esto también le permite tener una comida con familiares o amigos y socializar normalmente.

Personas con dietas en ayunas, donde el ayuno es la parte principal de su dieta y les importa menos lo que comen en sus días libres ven dos resultados (lo que significa que todavía cambian sus dietas para comer alimentos saludables, pero no les importan los tamaños de las porciones). Dependiendo de cuánto dure su ayuno, se vuelven irritables y de mal humor, y se vuelven lentos tanto física como mentalmente en sus días de ayuno. A veces notan una mejora a medida que se adaptan psicológicamente al cambio, pero la mayoría de ellos abandonan la dieta por completo. Por otro lado, aquellos que pueden tolerar el período de ayuno, notan que tienden a comer un promedio de 10% menos en sus días sin ayuno que antes de comenzar la dieta de ayuno. Esto se debe a que su metabolismo se ralentiza para almacenar energía en lugar de gastarla, y sienten menos hambre con menos frecuencia.

Cada persona es diferente. Lo que funciona para una persona puede no funcionar para usted. Si su cuerpo y su horario le permiten utilizar de manera segura el ayuno 5: 2, eso es maravilloso. Si solo puede ayunar un día al mes, eso también es fantástico, y aún verá resultados favorables. Lo importante es vivir su vida de la mejor manera para usted. No se fuerce a un hábito poco saludable solo porque la vecina, la Sra. Jones, puede hacerlo. Lo que le quede a ella no necesariamente le quedará a usted. La Sra. Jones también tiene un perro, pero usted es alérgico al pelaje. No consiga un perro solo porque ella tiene uno. En cambio, hable con su médico o un dietista con licencia. Pueden ayudarlo a crear un plan de ayuno saludable para su cuerpo y estilo de vida. Y recuerde, si nota una disminución en su calidad de vida (mal humor, peor memoria, sentirse más vulnerable a los factores estresantes diarios), está bien detener su ayuno e intentarlo más tarde.

Deshágase de la comida chatarra

Los humanos anhelan la comida chatarra. Estimula los centros de placer en el cerebro mientras satisface nuestra necesidad de encontrar alimentos ricos en sal, azúcar y grasas. La comida chatarra está diseñada para atraer a la parte de nuestro cerebro que anhela experiencias novedosas. Incluso si ordena lo mismo en un lugar de comida rápida tres o más veces por semana, siempre se registrará como una experiencia novedosa. Las comidas rápidas son rápidas y convenientes, y se adaptan fácilmente a las vidas ocupadas. Además, hay algo de comodidad al pedir siempre lo mismo. No importa cuánto anhele su cerebro cosas nuevas, también se nutre de la rutina.

Si bien el objetivo es, obviamente, eliminar por completo la comida chatarra, no todos pueden dejar de fumar. Por la misma razón por la que los fumadores se entusiasman cuando reducen el consumo de cigarrillos por día hasta que pueden dejar de fumar por completo, puede comenzar su dieta simplemente ordenando menos. Incluso si solo prepara una comida a la semana en casa, esa es una comida donde no está comiendo comida chatarra. Comenzará a notar que se siente mejor cuando cocina en casa y estará más motivado para hacerlo con más frecuencia. Además, cocinar en casa puede ser divertido. Trabaje con su pareja, familia o invita a un amigo a probar nuevas recetas. Los humanos necesitan interacción social y prosperar en la validación. ¡Nada se siente tan bien como elogiar su cocina!

Dejar cualquier adicción comienza con un objetivo. Desea vivir una vida mejor y más saludable, y parte de eso es comer bien. Su objetivo es la salud, y las comidas rápidas simplemente no se ajustan a ese objetivo. Ahora haga un plan. Prepare sus almuerzos y meriendas el día anterior. Parte de eliminar cualquier adicción es mantenerse alejado de situaciones y entornos que provocan un antojo. Si su rutina habitual lo lleva a un lugar de comida rápida (o diez, según sea el caso), tome una ruta diferente. No tener el recordatorio visual de que la comida chatarra sigue siendo técnicamente una opción, puede recorrer un largo camino para volver a entrenarse para comer menos.

Recuerde no decir que no puede comer comida chatarra. No se trata de prohibírsela a usted mismo, sino de convertirse en la persona que quiere ser. No es que no pueda comerlo, es que no quiere comer chatarra. Visualizar los pasos necesarios para la meta, hace que esa meta sea más accesible. Desea estar sano, mantener un buen peso y vivir bien. Eso no sucede de la noche a la mañana. Sea una persona que toma el control de su vida, comenzando con su dieta.

Coma antes de ir de compras. Ha escuchado no comprar mientras tienes hambre, y es verdad. Las personas que compran con el estómago vacío tienen más probabilidades de tomar lo que parece barato y fácil de preparar. Las tiendas de comestibles tienden a poner los alimentos adictivos a la altura de los ojos, y cuando tiene hambre, no está pensando correctamente y es más probable que rompa sus reglas alimenticias. Tenga en cuenta lo que va a llevar. Tiene una lista; apéguese a ella.

Romper los malos hábitos alimenticios

Salir a comer a veces. El hecho de que esté a dieta no significa que no pueda cenar con amigos y familiares. No rechace la invitación a socializar porque no quiere romper sus reglas de comida. En la mayoría de los casos, puede salir y seguir sus reglas. Solo se necesita un poco de planificación previa y escuchar las señales que le da su cuerpo.

Si sabe que tiene planes para cenar, coma a la ligera durante el día. Presupueste sus calorías para que pueda disfrutar de una comida preparada por otra persona. Pequeños bocadillos para mantener su energía puede ser todo lo que necesita hasta la cena. Si olvidó la cena, o si fue un acuerdo de última hora que no tuvo tiempo para planificar, también está bien. Omita el alcohol, ya que tiene calorías vacías y perjudica el juicio (sí, ¡incluso 'solo uno'!), Y reparta su plato para que no coma en exceso. Intente evitar el postre o divídalo con otra persona, y no pida un aperitivo.

No pida una comida que parezca enorme o que tenga muchos aderezos o rellenos. Ordenar esa ensalada de pollo al limón suena como una buena idea hasta que se de cuenta de lo saturada que está con el aderezo. Una porción (dos cucharadas) de aderezo para ensalada César tiene un promedio de 163 calorías, la mayoría de las cuales proviene de grasas saturadas y grasas trans. Y eso si es que solo come el tamaño de porción recomendado. Si va a un restaurante mexicano, pida sus ingredientes (como crema agria y guacamole) a un lado. Está bien usarlos con moderación, pero son ricos en grasas y no se deben consumirse en la cantidad que se le dará. Una cosa que es válida para todos los restaurantes: evite los alimentos fritos. Pida algo a la parrilla en su lugar.

Tampoco sienta que tiene que limpiar su plato. Los restaurantes casi siempre sirven mucha más comida de la necesaria para un tamaño de porción real, y comer cada bocado puede hacerlo sentir lleno, hinchado o con náuseas. No se ponga en coma alimenticio. Reparta una pequeña sección y consúmalo con su agua o bebida de su elección mientras socializa. No se sienta mal por llevarse comida a casa. De hecho, puede planear comer solo la mitad o un tercio de los alimentos que se le sirven, y pedir un plato secundario para que pueda dividir la comida con su compañero de comedor. Escuche a su cuerpo. Cuando deje de tener hambre, pero antes de sentirse lleno, tómese un descanso. Hable con sus compañeros de comedor y consuma su bebida. Si se da cuenta de que todavía no tiene hambre, pero aún tiene comida en el plato, no se obligue a terminarla. Su cuerpo no necesita las calorías en este momento, necesita concentrarse en digerir eficientemente lo que ya comió. Ya se ha dicho, pero evite pedir postre. En realidad, no tiene un segundo estómago para los dulces, y la mayoría de las opciones disponibles para usted serán altas en calorías, azúcares y grasas. A menos que haya presupuestado sus calorías específicamente para un postre que sabía que sería demasiado bueno para dejar de lado, no se llene de una sustancia innecesaria para su cuerpo. En cambio, vea qué frutas frescas tienen. Esto frena sus antojos de algo dulce y le da la sensación de ser incluido con sus compañeros de comedor si ordenaron postre.

Los restaurantes de hoy deben presentar las calorías en sus platos. Si bien los estudios muestran que muchos lugares, si no la mayoría, en realidad representan menos de su contenido calórico en un promedio de 100 calorías por comida, esto aún le da una estimación rápida de cuánto debería comer realmente. Por ejemplo, algunas comidas pueden contener más de mil calorías. Esas son las comidas que quiere cortar a la mitad, ¡o a tercios! Otro problema que surge con la representación insuficiente de calorías por porción es que no hay representación del valor nutricional del plato en cuestión. Algunos restaurantes tendrán un desglose de ingredientes a pedido, ¡así que no dudes en pedirlo!

No podrá planificar ni controlar todo cuando cene, y eso está bien. Haga lo que pueda con su situación y diviértase mientras está afuera. Su dieta y sus reglas alimenticias se tratan de ser más saludable y feliz, así que no se deje abrumar por los cambios que tiene que hacer en un plato ordenado en un restaurante. Lo que puede controlar es lo que hay en su casa. Entonces tiene sus reglas de comida, compró todo en su lista de compras, y ha estado tratando de comer solo una porción en la cena ... Pero algo todavía se siente mal.

Anteriormente mencionamos que trate de usar platos y cuencos de menor tamaño. Los estudios muestran que las personas divididas en grupos de 'plato grande' y 'plato pequeño' y alimentadas con la misma cantidad de alimentos, informan diferentes niveles de saciedad al final de una comida, y es más probable que el grupo de 'plato grande' repita si puede hacerlo. Este es un truco que su cerebro le está jugando. El grupo de 'plato grande' siente que no está recibiendo tanta comida porque la comida no parece ocupar tanto espacio, mientras que el grupo de 'plato pequeño' ve que todo su plato está lleno y siente que ha comido más. Esto no es broma, pero se puede solucionar fácilmente. Compre vajillas más pequeñas o use los platos de aperitivo que vienen con el juego que ya tiene, en lugar de los platos de "cena".

Coma con amigos y familiares con más frecuencia. La interacción social no solo es un gran estimulante del estado de ánimo, sino que también puede ayudarlo a disfrutar más de su comida. Esto es especialmente cierto si es una comida que preparó usted mismo, o incluso con sus invitados. Hable sobre la comida que preparó y lo que le gusta de ella. No es en vano, es una experiencia de aprendizaje y le ayuda a comprender los tipos de alimentos que disfruta comer. Reafirme las partes de su comida que realmente está disfrutando para que recuerde qué hacer nuevamente.

Capítulo cuatro: ejercicio y relajación

El término "descanso y relajación" se ha utilizado con tanta frecuencia que nadie cuestiona la necesidad de un poco de eso, ahora que estar estresado conduce a una disminución de la salud mental y física. Los dolores de cabeza, la tensión muscular y la función inmune deteriorada, son cosas que sabe que pueden ser causadas por el estrés. Sabe que necesita relajarse de vez en cuando. Incluso cree que sabe cómo relajarse. Levantar los pies con una bebida fría y mirar televisión, o disfrutar de un chocolate caliente con un buen libro. Y aunque estas cosas ciertamente pueden tener un efecto calmante, no deben usarse como su principal técnica de relajación. En cambio, aprenda a relajarse mediante el ejercicio. Espera, ¿Qué?

Comer bien es un gran paso para vivir bien, pero no es el único. Su cuerpo necesita movimiento; fuimos diseñados para ser cazadores de resistencia. Entonces, incluso si se apega a su plan de alimentos y puede tomarse un par de días de ayuno cada mes, no está obteniendo todos los beneficios de una vida saludable. Agregue algo de ejercicio aeróbico para un sistema cardiovascular más saludable y un mejor equilibrio químico en su cerebro. Los estudios de ejercicio muestran una disminución en los niveles de depresión y estrés, y una mejor calidad de vida para aquellos que hacen que el movimiento sea parte de su horario diario en comparación con aquellos que llevan vidas sedentarias. Por lo general, cuanto más ejercicio, mejor. Los expertos sugieren ejercicio activo durante 30-40 minutos todos los días, o 10-15 minutos de ejercicio vigoroso si eso se ajusta mejor a su horario, sin embargo, estos también se pueden dividir en incrementos más pequeños si es necesario.

Los mejores ejercicios para reducir el estrés son aeróbicos. Estos son los movimientos que requieren la oxigenación de las células a través de la respiración controlada, y aumentan su ritmo cardíaco. Si bien levantar pesas aumenta la masa muscular, no hace nada por el corazón y los pulmones. Caminar, correr y Pilates requieren un compromiso activo de sus músculos y pueden trabajar en casi cualquier horario. Además, liberan endorfinas, que son los analgésicos orgánicos de su cuerpo, y ayudan a mejorar su estado de ánimo. Aún mejor, el ejercicio regular ayuda a reducir la presión arterial, el colesterol LDL, su riesgo de enfermedad cardiovascular e incluso puede ayudar a prevenir ciertos tipos de cáncer y disminuir su riesgo de demencia. Descubrirá que está más relajado después de hacer ejercicio y que puede dormir mejor.

Si no está listo para correr un maratón o unirse al club de Pilates en el centro, está bien. Agregar ejercicio a su rutina es casi más difícil que cambiar sus hábitos alimenticios. Comience con una caminata de cinco a diez minutos en su hora de almuerzo, o en las mañanas o tardes (¡si es seguro!) Y vaya aumentando. Incluso ese pequeño cambio puede marcar una gran diferencia en su estado de ánimo y niveles de estrés. De hecho, la investigación encuentra la mayor diferencia en los niveles de depresión entre los sujetos sedentarios (aquellos que nunca hicieron ningún tipo de ejercicio por sí mismos, pero podrían estar de pie o caminar todo el día para trabajar, como en el servicio al cliente) y aquellos que optaron por hacer pequeñas caminatas todos los días. Si vive lo suficientemente cerca como para trabajar, programe unos minutos adicionales por la mañana para caminar en lugar de conducir. O invertir en una bicicleta. Andar en bicicleta también tiene propiedades aeróbicas, y puede ir más lejos y más rápido que si estuviera a pie, por lo que ir en bicicleta al trabajo puede ser la mejor opción en algunos casos.

Los primeros días después de agregar ejercicio a su rutina son los más difíciles. Puede cansarse fácilmente y sentirse desanimado, pero no se rinda. A medida que su corazón, pulmones y extremidades se fortalecen, descubrirá que mantenerse activo se vuelve más fácil y más agradable.

También notará que se siente más fuerte y más seguro, e incluso puede comenzar a esperar los tiempos de ejercicio programados. No fantasee con los resultados finales. Si busca un cuerpo delgado y tonificado, no solo se imagine de esa manera. Más bien vea el proceso atractivo y la meta sucederá naturalmente.

Si le preocupa aburrirse con lo mismo todos los días, no lo haga. Eso se debe a que generalmente se acepta que tener una variedad de opciones de ejercicio es tan importante como tener una variedad de opciones de alimentos. Después de todo, su cerebro anhela cosas nuevas y le dice a su cuerpo lo mismo. A medida que hace un ejercicio una y otra vez, sus músculos se vuelven resistentes a esa forma de movimiento. En lugar de hacer lo mismo todos los días, cámbielo un poco. Si suele salir a correr, quédese en casa y haga algo de Pilates. Agregar dos o tres días de yoga o Tai Chi le ofrece muchas opciones para crear su propio plan de ejercicio equilibrado para trabajar en su horario para obtener los mayores beneficios.

No planee una actividad que odie. Si siempre ha odiado correr, no se obligue a correr. Tiene tantas opciones diferentes para elegir, así que intente hacer algo que disfrute. Si intenta algo y lo odia, elija algo diferente. Cuando intenta forzarse a hacer algo que odia, aumenta sus niveles de estrés y puede hacerle sentir resentido. Ninguno de estos sentimientos es beneficioso para que viva bien. Encuentre un grupo o únase a un club. Como se mencionó anteriormente, los humanos prosperan en la interacción y tienden a ajustarse más a sus objetivos cuando se sienten responsables ante una unidad externa. Además, es más divertido hacer ejercicio cuando tiene un sistema de apoyo. Se trata de vivir una mejor vida, y no es mejor si no es divertida. Intente unirse a un club de tenis o un equipo de fútbol. Cualquier cosa que lo mantendrá en movimiento y lo mantendrá comprometido. Si no puede encontrar un equipo o grupo que le guste, o si le da miedo unirse a un grupo que ya existe, ¡cree el suyo propio! Invite a sus amigos de cocina a dar un paseo o a un partido amistoso de tenis. Después de todo, su mejor vida debe incluir a sus amigos y familiares, y la mayoría de ellos no solo lo apoyarán sino que también querrán unirse a usted.

Tiempo de silencio personal

Aunque no es lo mejor para relajarse, no es del todo malo acurrucarse en una manta con una bebida y mirar por la ventana. De hecho, tener un momento tranquilo para usted, le da la oportunidad de relajarse y reflexionar. Muchas religiones usan este tiempo para rezar. Si eso le queda bien, ¡genial! Lo más probable es que ya esté incorporando tiempo de silencio en su rutina. Si no lo está haciendo, o si no practica ninguna religión, también está bien. El tiempo de silencio es solo una herramienta utilizada por muchas religiones para tomarse un tiempo de un día o una semana ocupada y simplemente reflexionar sobre usted y su vida; no es necesario ser religioso para disfrutar de unos minutos de tranquilidad. Si bien hemos estado hablando que los humanos dependen de las interacciones sociales, también necesitamos un poco de tiempo para nosotros. Hay varias razones por las cuales los segmentos de tiempo que pasan en soledad son saludables y tan necesarios como la interacción humana. La clave es encontrar un equilibrio que sea saludable para usted.

Cuando se sienta en silencio, su mente pasa por todo tipo de pensamientos. Probablemente esté al tanto de ese proceso, ya que generalmente ocurre cuando se está quedando dormido. Puede permanecer despierto durante varios minutos, recorriendo su día, sus planes para mañana o incluso algo que sucedió hace años. Esto le mantiene despierto y sucede porque su cerebro no tuvo tiempo para reflexionar durante el día. Las personas de hoy enfrentan estimulación constante. Desde el trabajo, hasta los niños, hasta su teléfono que también cumple la función de estación de juegos portátil y televisión, siempre está estimulado. Esto en realidad no es bueno para el cerebro. Necesita tiempo para descansar y le está quitando ese tiempo de su horario de sueño. Tomar tiempo de tranquilidad personal para desconectarse y respirar le permite a su cerebro sanar y crecer.

Los humanos son criaturas de hábitos, y también somos impulsados por clanes y territoriales. ¿Recuerda el ejemplo del principio del libro, donde el nuevo niño busca un lugar donde pueda entrar fácilmente? Ese comportamiento también es exhibido por adultos, solo que más controlado. Tendemos a pensar en nuestros amigos como nuestro círculo, nuestro grupo, nuestro escuadrón...Pero en realidad son solo miembros extendidos de nuestra tribu. Cuanto más tiempo pasamos con las mismas personas, más arraigada y automática se vuelve nuestra mentalidad de "nosotros contra ellos". Simplemente no hay lugar para toda la investigación aquí, solo crea que los psicólogos pueden demostrar que la lealtad de clanes o tribus (estado, país, partido político, etc.) a menudo es más convincente que hacer lo correcto. Tomar tiempo para usted todos los días puede reducir la mentalidad de la tribu y hacerle una persona más compasiva. La teoría es que reflexionar sobre sus interacciones diarias sin tener presente a su tribu, aumenta su capacidad de poner las cosas en perspectiva.

La soledad no solo le dará la oportunidad de reflexionar sobre su relación con los demás, sino consigo mismo. Las personas no suelen tomarse el tiempo para la autorreflexión, sino que prefieren esconderse de pensamientos negativos, vergonzosos o no deseados. La mayoría de las personas evitarán el tiempo de silencio para no tener que estar a solas con estos pensamientos; no se quieren y no quieren estar a solas consigo mismos. Este es un hábito poco saludable y puede provocar un aumento de los síntomas de estrés, como dolor de cabeza e irritabilidad. Los estudios demuestran que las personas que permiten la autorreflexión son más capaces de tolerar su propia compañía, manejar los pensamientos negativos y los errores, y son menos propensos a la ansiedad y la depresión.

Los niños incluso se benefician del tiempo de reflexión personal. Los niños que regularmente pasan tiempo en silencio exhiben menos comportamientos de búsqueda de atención que aquellos que no lo hacen. Si usted es padre, aliente a su hijo a que se tome un tiempo tranquilo cuando lo haga, y guíe con el ejemplo. Muéstreles que tomarse el tiempo para aburrirse o estar solo con sus pensamientos no da miedo.

Mientras reflexiona, puede encontrarse haciendo preguntas o incluso sintiéndose perdido. Esa es, después de todo, la razón por la que tantas personas evitan reflexionar sobre sí mismas y sus vidas. ¿Dónde encajas en la vida de los demás? ¿Cómo encajan los demás en su vida? ¿Cómo se siente sobre eso? Si no le gusta ninguna de esas respuestas, pregúntese qué cambios, incluso pequeños, ¿puede hacer? Tómese este tiempo tranquilo para planear hacer realidad esos pensamientos. Si lleva un diario, o incluso si no lo hace, escriba tres pasos sencillos que puede seguir para alcanzar un objetivo.

La autorreflexión puede convertirse en soñar despierto, y eso también está bien. El soñar despierto sigue siendo una oportunidad para que su cerebro descanse, y en realidad puede hacer que el resto de su día sea más productivo. Mientras su mente divaga, puede tropezar con un camino creativo previamente bloqueado por todo el ruido de su estimulación diaria, o finalmente podría resolver el problema en el que ha estado trabajando todo el día. Soñar despierto quita la presión de la creatividad y puede hacer que el resto del día sea más productivo. Algunos estudios relacionan el soñar despierto con una memoria mejorada. Si bien los científicos y los psicólogos aún no están seguros de la conexión, algo sobre soñar despierto ayuda a solidificar los recuerdos de trabajo en recuerdos a largo plazo.

Este tiempo de reflexión no tiene que tomar horas. Despierte cinco minutos antes, tome una taza de café y mire por la ventana. O apague la televisión durante la cena o mientras prepara las comidas para el día siguiente. Cualquier oportunidad puede convertirse en un momento de silencio personal, pero es importante aprovechar esas oportunidades a medida que surjan.
Si se encuentra soñando despierto con un baño caliente y agradable o una ducha de vapor sin distracciones, o en un bote en medio de un lago con nada más que viento y pájaros como compañía, entonces no tiene suficiente tiempo de silencio y su cerebro está tranquilo haciéndole saber que está cansado. Ahí es cuando sabe que es hora de planificar un día para usted mismo, para dejar que sus pensamientos vaguen y que su cerebro sane y procese la estimulación que ha soportado. Esto no significa que deba dejar la cara del mapa, y definitivamente no significa desconectarse del mundo real para jugar videojuegos. Desconectarse del exterior y estar presente consigo mismo.

Practicando meditación

No confunda el tiempo tranquilo con la meditación. Donde el tiempo de silencio todavía puede involucrar actividades diarias, como cocinar, limpiar y bañarse, la meditación casi siempre es físicamente sedentaria. Los estudios demuestran que las personas que se toman el tiempo para practicar la meditación ven una mejora en su estado de ánimo, actitud y perspectiva de la vida. La técnica más estudiada se llama meditación de atención plena o mindfulness, y se trata de ser consciente de cada aspecto de su presente. Pero hay muchos tipos diferentes de meditación. Hay estilos de meditación que no permiten pensamientos, estilos que postulan el uso de un mantra y estilos en los que es consciente de sus pensamientos pero no les asigna juicios. Incluso hay formas de meditación que incorporan movimientos repetitivos, como el Tai Chi. Con tantas opciones, seguramente encontrará una que funcione para usted.

La mayoría de los beneficios de la meditación de atención plena también se extenderán a otras formas de meditación; sin embargo, es la meditación de atención plena, específicamente, la que estudian la mayoría de los psicólogos. Nuevamente, este es el estilo de meditación en el que está completamente enfocado en el presente. Cierre los ojos y tome respiraciones profundas y medidas. Sienta cada respiración entrar en su cuerpo, otorgando vida y energía. ¿Qué sensaciones puedes sentir en su piel? ¿Qué oye o huele? Concéntrese en las sensaciones que puede sentir en el presente mientras deja que su mente permanezca en silencio. Se necesita práctica; Tener pensamientos extraviados durante la meditación, especialmente cuando comienza a practicar, es normal, así que no se desanime. Reconozca el pensamiento, no le asigne juicios ni importancia, y déjelo ir. Reenfocarse en el momento presente.

La investigación muestra que las personas que practican regularmente la meditación consciente observan una disminución en el cortisol, una hormona relacionada con el estrés, una presión arterial más saludable y niveles más bajos de colesterol LDL.

También puede ayudar a controlar la ansiedad y la depresión, y la mayoría de los participantes en estos estudios eligieron continuar practicando meditación. Los estudios muestran que la meditación disminuyó la depresión y la ansiedad en mujeres embarazadas y en niños. Una teoría es que la meditación interrumpe los patrones de pensamiento negativos arraigados y abre la posibilidad de emociones más positivas.

Otra investigación ha concluido que practicar la meditación consciente puede aumentar su capacidad de atención y mejorar la memoria. Aunque los tamaños de las muestras eran pequeños, los neurocientíficos de Harvard mostraron un aumento en la materia gris en las regiones del cerebro asociadas con el aprendizaje y la memoria, y la regulación emocional. La meditación también se asocia con más materia gris en áreas del cerebro asociadas con el procesamiento y la retención de información, lo que lleva a los teóricos a creer que puede ayudar a compensar los efectos de la demencia.

La meditación también puede ayudar a las personas con fibromialgia u otras condiciones de dolor crónico. Se han realizado estudios que relacionan la meditación con la disminución de la sensibilidad al dolor, mejorando la calidad de vida de quienes sufren dolores crónicos o intermitentes. En un estudio, dirigido por Fadel Zeiden, Ph.D., descubrieron que el entrenamiento de meditación puede reducir la experiencia del dolor en casi un 40%, o un 15% mejor que la morfina. También puede reducir físicamente la inflamación y ayudar a controlar los trastornos inflamatorios, como la enfermedad inflamatoria intestinal y la artritis.

Un mito que impregna todas las esferas de la vida es la fantasía de que podemos "realizar múltiples tareas" y que algunos lo hacen muy bien mientras que otros no. La verdad es que su cerebro no hace varias cosas al mismo tiempo como creemos que debería. Al igual que incluso el mejor automóvil, no puede estar en segunda y tercera marcha al mismo tiempo, su cerebro solo puede cambiar de una tarea a otra. Algunas personas hacen esto más rápidamente que otras, pero todavía no están haciendo dos tareas a la vez. La tentación de "realizar múltiples tareas" es alta en muchos entornos laborales donde se espera una alta productividad, pero los estudios muestran que aquellos que realizan múltiples tareas, en promedio, informan una menor satisfacción con los proyectos en los que dividen su atención. La meditación le ayuda a mantenerse enfocado en una tarea a la vez, aumentando la satisfacción laboral y la productividad.

No solo es genial para adultos. Si tienes hijos, haga de la meditación, un ejercicio de unidad. Los niños experimentan todos los beneficios de la meditación y algo más. La meditación no solo está relacionada con menos TDAH (trastorno por déficit de atención e hiperactividad) o más controlable, sino también con una mayor conciencia y capacidad para hacer frente a sus emociones. Evite los medicamentos con efectos secundarios cuestionables, como Adderall y Ritalin, y siéntese con su hijo para realizar ejercicios de atención plena. Comenzará como lo que parece una prueba insuperable, pero el proceso será más fácil y notará una mejora en la calidad de vida de su hijo y un menor comportamiento de búsqueda de atención. Además, es más fácil para los niños incorporar cosas nuevas a su rutina. Una vez que se acostumbren al tiempo de vinculación, comenzarán a recordarle que es hora de meditar.

Una gran cosa acerca de la meditación es que no requiere experiencia previa y la mayoría de las formas no requieren elementos especiales. Existen formas de meditación basadas en el sonido, pero la mayoría de la música meditativa se puede encontrar en línea. Y, a diferencia del tiempo personal tranquilo, puede sentarse a meditar en cualquier lugar. ¿Se siente estresado en el trabajo? Tómese cinco minutos para practicar la atención plena. La meditación se trata de la autoconciencia y el control de sus pensamientos, por lo que después de haber practicado en un ambiente tranquilo y controlado, puede meditar en casi cualquier lugar. Y no hay necesidad de una nota del médico para usar la meditación para controlar la ansiedad, la depresión o el dolor.

Entonces, con todos los beneficios de la meditación respaldados por la ciencia, ¿por qué no todos la practican? Por las mismas razones, la mayoría de las personas no se toman el tiempo para estar a solas con sus pensamientos. Tienen miedo del proceso y de lo que puedan descubrir. Cuando se pregunta por qué un individuo no medita, la respuesta es siempre la misma. Parecen curiosos, pero en última instancia abrumados por la idea de comprometerse a meditar "porque es difícil y requiere práctica". Estas personas no están equivocadas. La meditación puede ser un desafío y, como la mayoría de las cosas que vale la pena hacer, requiere práctica, paciencia y compromiso. Pero vale la pena hacerlo, por las razones mencionadas anteriormente y por muchas más. Practicar la meditación consciente puede ayudarle a dar grandes pasos hacia su objetivo final: vivir su mejor vida.

Disfrute la luz del sol

Debería no decirlo, pero aquí va de todos modos: SALGA Y JUEGUE. La luz solar no solo es la mejor fuente de vitamina D, que le ayuda a procesar el calcio, sino que salir al exterior tiene abundantes beneficios. El estado de ánimo mejorado, el estrés reducido y la visión mejorada son algunos de los beneficios comprobados de salir al exterior. Los padres les dicen a los niños todo el tiempo que se desconecten y disfruten del sol. Escuchan a los adultos decir que no es saludable para ellos pasar todo su tiempo adentro: que tiene que salir y tomar aire fresco. Bueno, la ciencia nos dice que esos padres tienen razón, y ahora es el momento de seguir sus consejos. Estar afuera no es una cura, pero ciertamente ayuda a mitigar los síntomas del trastorno afectivo estacional (TAE), que afecta a un gran número de personas. El TAE ataca en los meses más fríos y oscuros. Es básicamente una depresión de inicio en invierno y es más común en las regiones del norte del mundo. El aire libre es maravilloso para las personas que sufren de TAE (¡y también de tristeza regular!), Ya que la luz natural es un estímulo para el estado de ánimo. También ayuda a controlar los síntomas de la depresión, y el tipo de clima no parece importar. Lluvia, nieve, nubes... A su cerebro le encanta todo, incluso si cree que no. Si no puede soportar el frío, abríguese y tome su meditación o tiempo tranquilo afuera.

La investigación muestra que pasar tiempo al aire libre, acampar o hacer senderismo puede reducir significativamente los niveles de estrés y los mantiene bajos durante varios días después de volver a la vida cotidiana. La presencia de vegetación mejora el estado de ánimo y la función cerebral, y los estudios, incluso mostraron un vínculo entre el aire libre y la creatividad. Acampar y caminar son una buena manera de desconectarse y reflexionar, meditar o conectarse con amigos y familiares.

Si no puede salir tan lejos de la ciudad, salga a caminar regularmente al parque o prepare un picnic. Tome un par de comidas al aire libre y disfrute de la sensación de no tener paredes a su alrededor. Los estudios demuestran que las personas que pasan más tiempo al aire libre ven un sistema inmunitario más saludable. Cuando pasa todo el tiempo en el interior, especialmente en su propia casa, su sistema inmunológico puede, esencialmente, volverse perezoso. Entonces, cuando se enfrenta a una amenaza, como el resfriado común, no puede combatirlo de manera eficiente y tiene síntomas peores por más tiempo. Salir al exterior le da a su sistema inmunológico algo que hacer y lo mantiene luchando al máximo rendimiento.

Pasar tiempo al aire libre también puede beneficiar su visión. Los estudios demuestran que las personas que pasan más tiempo al aire libre tienen menos riesgo de desarrollar miopía. Hay muchas más cosas para ver afuera, y todas a diferentes distancias. En el interior, no tiene casi nada que mirar treinta pies por delante la mayor parte del tiempo. Y, lo que es peor, si tiene un trabajo de escritorio o trabaja con cosas cerca de su cara (caja registradora, archivos de pacientes, suministros de arte...), los músculos de sus ojos se entrenan para enfocarse solo en lo que está directamente frente a usted. Salir al exterior puede ayudar a entrenarlos para que se enfoquen en múltiples distancias y ayudarlo a evitar los temidos bifocales.

Conclusión

Puede parecer mucho para digerir, pero espero que se haya sentado con un vaso de agua para ayudar a procesar toda esta información para el cerebro. La mayor parte de lo que aprendió a lo largo de este libro, es probablemente lo que aprendió a lo largo de la vida. Escuchar a alguien decirle que coma sus vegetales, o que salga más a menudo es algo bastante normal. Algunas cosas fueron un poco más técnicas que otras para explicar los mecanismos detrás de la teoría. Todo lo que tiene que hacer ahora es tomar esa teoría de cómo vivir mejor y aplicarla.

Si puede, comience por encontrar un dietista con licencia en su área. Hable con ellos sobre su estilo de vida y nivel de actividad, e idee el plan de alimentos y las reglas alimenticias que funcionen para su vida. Cree un plan de comidas para la semana, haga su lista de compras basada en ese plan. ¡Y manténgala! Nunca compre mientras tiene hambre y evite el centro de la tienda. ¡Alimentos enteros solamente!

Los desafíos son reales. Establezca metas realistas para su vida a fin de eliminar la comida chatarra para usted y su familia. Incluso reemplazar tres comidas por semana con una cocina casera saludable tiene un gran impacto en su salud y en la forma en que se siente al comer. Recuerde, comer comida chatarra le hace sentir como basura. Reemplácelo con frutas y agua.

Controle el tamaño de sus porciones. Si puede, reemplace sus platos por un juego más pequeño. Si no, use los platos de aperitivo que vienen con su juego de platos. Esto engaña a su cerebro para que piense que está comiendo más de lo que está comiendo, en lugar de menos. Se sentirá más satisfecho con el tamaño de sus porciones y será menos probable que coma en exceso.

Salga y juegue. El aire libre es bueno para usted. El ejercicio reduce el estrés, quema calorías y ayuda a mejorar tanto su estado de ánimo como su autoestima. Medite en el parque para ayudar a controlar los síntomas de depresión, ansiedad y dolor. Tómese el tiempo para la auto reflexión, para aumentar la autoconciencia y la compasión.

Ver todo desglosado en los conceptos básicos de los cuatro capítulos lo hace mucho más tangible, ¿no? Pequeños pasos ayudan mucho a vivir bien. Ese es el objetivo, ¿verdad? Desea estar sano y vivir bien, pero la línea de meta puede parecer muy alejada de la línea de salida. En lugar de lamentarse por lo lejos que está el final, haga de cada paso, su propio objetivo. Al igual que comprimimos cada capítulo hasta sus cimientos, desglose su objetivo final en pasos más manejables. Haga atractivo el proceso. El período de ajuste es siempre el más difícil, ¡pero siga así! Su objetivo está tan lejos como usted lo permita.

Y recuerde divertirse con el proceso. Si no está disfrutando de un aspecto de su nueva rutina, ¡quítelo! Pruebe un tipo diferente de ejercicio, compre una fruta nueva, pruebe una nueva receta. Esta guía trata sobre vivir bien y disfrutar su vida. Si no se está divirtiendo, ¿está viviendo bien?

www.ingramcontent.com/pod-product-compliance
Lightning Source LLC
Chambersburg PA
CBHW031918270726
48655CB00006BA/2813